Gustave PEROL

Médecin-Vétérinaire, Officier du Mérite Agricole
Lauréat de la Société Centrale de Médecine Vétérinaire
(Médaille d'argent grand module 1912)

ANESTHÉSIE A LA STOVAÏNE

EN CHIRURGIE

ET EN MÉDECINE VÉTÉRINAIRE

ANESTHÉSIE RÉGIONALE
ANESTHÉSIE LOCALE

MASSON ET Cⁱᵉ, ÉDITEURS
LIBRAIRES DE L'ACADÉMIE DE MÉDECINE
120, BOULEVARD SAINT-GERMAIN, PARIS, VIᵉ
1919

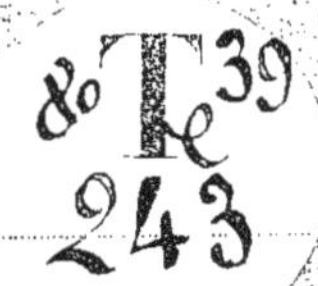

ANESTHÉSIE
A LA STOVAÏNE

Gustave PEROL

Médecin-Vétérinaire, Officier du Mérite Agricole
Lauréat de la Société Centrale de Médecine Vétérinaire
(Médaille d'argent grand module 1912)

ANESTHÉSIE A LA STOVAÏNE

EN CHIRURGIE

ET EN MÉDECINE VÉTÉRINAIRE

= ANESTHÉSIE RÉGIONALE =
= ANESTHÉSIE LOCALE =

MASSON ET CIE, ÉDITEURS

LIBRAIRES DE L'ACADÉMIE DE MÉDECINE
120, BOULEVARD SAINT-GERMAIN, PARIS, VIe
1919

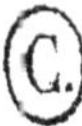

ANESTHÉSIE A LA STOVAÏNE

CHAPITRE I

CONSIDÉRATIONS GÉNÉRALES

L'anesthésie générale, employée couramment en médecine humaine, ne s'est pas généralisée autant en médecine vétérinaire pour de nombreuses raisons :

1° Nos grands animaux, et en particulier le cheval, sont très sensibles à l'action du chloroforme et de l'éther ; l'emploi de ces anesthésiques exige une grande habitude et un doigté délicat qu'il n'est pas facile d'acquérir dans la pratique courante de notre profession.

2° Une intervention chirurgicale de cette nature exige la présence d'au moins deux vétérinaires et les frais que comporte un tel dérangement ne cadrent pas avec notre médecine, qui, pour être pratique, doit être, avant tout, économique.

3° Enfin, le réveil de l'animal est long et la station debout reste difficile pendant plusieurs heures; aussi, risque-t-il de se blesser en retombant sur le sol ou en se heurtant aux murs de son écurie.

Pour ces différentes raisons, l'anesthésie générale n'est pas entrée dans la pratique courante. Elle est actuellement l'apanage de quelques rares spécialistes de petits animaux et paraît difficile à généraliser pour le moment, avec nos connaissances actuelles, sur les équidés et sur les bovins.

Mais si l'anesthésie générale n'est pas pratique, il n'en est pas de même de l'anesthésie locale et surtout de l'anesthésie régionale ; si cette dernière, en particulier, était plus employée, elle rendrait de grands services aux vétérinaires ; indépendamment de la facilité plus grande qu'il y a à opérer un animal qui ne bouge pas, elle éviterait une souffrance inutile aux animaux. Cette considération, qu'on paraît ne pas envisager avec toute son importance en médecine vétérinaire, mérite cependant bien qu'on examine ce qu'il est possible de faire *pratiquement* dans l'exercice de notre profession, en tenant compte, bien entendu, de la question économique qui reste forcément attachée à la médecine des grands animaux. Bien avant la guerre nous avions déjà signalé les résultats obtenus par l'anesthésie régionale (*Bulletin de la Société Centrale de Médecine vétérinaire*, séance du 2 décembre 1909). Depuis, de nouvelles applications ont été découvertes, et la guerre avec son cortège de maladies et d'accidents, nous a permis d'étendre beaucoup ces méthodes et de les mettre au point.

Ce qui nous a décidé à publier ces quelques observations, c'est la constatation que nous avons faite que de nombreux confrères (diplômés cependant avant la guerre), sortant récemment des Écoles vétérinaires, ignoraient la valeur de l'anesthésie régionale et qu'ils n'avaient même jamais vu opérer un cheval soumis à cette anesthésie. Tous ceux auxquels nous avons pu montrer une ou plusieurs interventions de cette nature ont manifesté leur étonnement en constatant l'absence absolue de douleur même dans les opérations larges et profondes.

CHAPITRE II

AVANTAGES DE L'ANESTHÉSIE REGIONALE

I. — Réduction de la main-d'œuvre.

Lorsqu'on pratiquait une opération sur un cheval, il était jusqu'ici nécessaire de le coucher. Avec l'anesthésie régionale on évite ce travail, tout au moins en ce qui concerne les opérations à pratiquer sur les membres (ce sont les plus nombreuses). Or il faut au moins huit hommes pour l'abatage d'un cheval. Il faut aussi un matériel lourd et encombrant (entravons, lac, plate-longe, capote d'abatage), matériel que le vétérinaire ne peut avoir constamment avec lui dans le cours de ses tournées et qu'il est obligé de retourner chercher chez lui lorsque le cas se présente d'opérer un animal. De plus, le décubitus forcé exige certaines précautions, telles que de laisser l'animal à jeun 24 heures avant l'abatage. C'est donc encore une perte de temps, puisqu'il faut revenir le lendemain.

La méthode d'anesthésie régionale ou locale, telle qu'elle est décrite plus loin, permet d'éviter tous les inconvénients ; elle n'exige aucune préparation préalable de l'animal, et la seringue nécessaire à l'injection est peu volumineuse, ce qui permet de l'avoir constamment avec soi.

II. — Facilités opératoires.

Une des plus grandes difficultés de la chirurgie sur les

animaux réside dans le fait qu'ils font des mouvements, parfois très brusques et que lesdits mouvements exposent l'opérateur à faire des échappées. Je sais bien qu'on enseigne de prendre des points d'appui, mais cette façon de procéder n'est pas toujours pratique et dans certains cas même, impossible. Or, si l'animal ne souffre pas, son immobilité est absolue, et le praticien opère aussi facilement que lorsqu'il pratique une dissection sur un animal mort.

L'anesthésie est si complète que les animaux qui y sont soumis mangent le foin qu'on leur présente pendant que le chirurgien rugine l'os naviculaire et la crête semilunaire dans l'opération du clou de rue complet par exemple.

Les facilités opératoires ne résident pas seulement dans l'immobilité du sujet. Elles se trouvent également dans les positions qu'on peut lui faire prendre. Ainsi dans l'opération de la bleime et du clou de rue, et, en général, dans toutes les interventions sur la sole, le pied étant levé et tenu par un aide (un maréchal) est en position beaucoup plus avantageuse pour l'opérateur que dans la position du cheval couché, car la sole se trouve dans un plan horizontal au lieu de se trouver dans un plan vertical. Même observation lorsqu'il s'agit d'une seime en pince ou d'un kéraphyllocèle, pour ces deux opérations il est très facile de les pratiquer, le pied étant posé sur un billot ou sur un tabouret.

III. — Absence de shock.

Dans les opérations pratiquées sur les animaux sans employer l'anesthésie, la douleur provoquée au point opéré est très intense et certains sujets nerveux se

relèvent épuisés, trempés de sueur et agités d'un trem-
blement qui ne disparaît qu'au bout de plusieurs heures.
La douleur existe pendant l'opération et aussi après,
quand le maréchal-ferrant pose le fer qui sert le plus
souvent de moyen de contension pour le pansement.
Avec l'anesthésie rien de tout cela.

Lorsque, par la suite, il faut renouveler périodique-
ment le pansement, l'animal manifeste l'appréhension de
la douleur ; le fait de lui lever le pied malade provoque
des mouvements de défense parfois violents qui rendent
difficile le remplacement du pansement et exposent l'opérateur ou ses aides à des accidents. Nous avons même vu
certains chevaux devenir difficiles à ferrer à la suite
d'opérations douloureuses du pied.

Les animaux soumis à l'anesthésie, n'ayant pas souffert
au moment de l'opération, ne se défendent pas et sont
beaucoup plus maniables lorsqu'il s'agit de renouveler
leur pansement.

IV. — Suppression des risques de l'abatage.

L'abatage d'un cheval sur le lit de paille en vue d'une
opération l'expose à des accidents, peu fréquents il est
vrai, mais redoutables et d'ailleurs classiques en médecine vétérinaire. Les deux principaux sont : la rupture de
l'estomac et la fracture de la colonne vertébrale.

La rupture de l'estomac est généralement évitée en
laissant l'animal à jeun 24 heures avant l'opération ;
mais cette mesure est une perte de temps quelquefois
très préjudiciable au malade lorsque l'opération est
urgente.

La fracture de la colonne vertébrale au niveau des

reins n'est pas forcément la conséquence de la chute brutale de l'animal sur le sol. Nous pensons qu'il faut l'attribuer dans la plupart des cas aux violents mouvements de défense que fait le cheval ayant ses quatre membres rapprochés. Ces mouvements ont pour conséquence de vousser la colonne vertébrale en contre-haut, cette voussure pouvant aller jusqu'à la fracture par écrasement d'un corps de vertèbre dans certains cas. A la fin de l'opération l'animal ne peut se relever; il est perdu.

Ces accidents sont peu fréquents, il est vrai; mais lorsque le praticien a le malheur de voir un de ces cas se produire au cours d'une intervention, malgré toutes les précautions prises, et malgré l'avis préalable donné au propriétaire, l'effet est désastreux, et le clinicien voit le client le quitter, bien heureux s'il n'en entraîne pas d'autres à sa suite.

Ces inconvénients, qui ne sont pas négligeables, sont entièrement évités, grâce à l'anesthésie locale et régionale à la stovaïne.

V. — Humanité envers les animaux.

Indépendamment des avantages ci-dessus d'ordre pratique et technique, il en est d'autres d'ordre moral qu'on est trop tenté de ne pas prendre en considération dans l'exercice de la médecine vétérinaire. Nous voulons parler du devoir strict qui incombe à chaque homme de se comporter humainement vis-à-vis des animaux qui sont pour lui des auxiliaires précieux pendant leur vie et qui concourrent encore à son bien-être après leur mort. Toute douleur doit leur être évitée, et ceci même s'il en coûtait quelque argent à leur propriétaire, ce qui n'est pas le cas ici.

En effet, puisqu'on n'a pas besoin de coucher l'animal sur un lit de paille, c'est une économie de main-d'œuvre qu'on réalise *ipso facto* ; les quelques francs nécessaires pour faire une anesthésie régionale sont loin d'approcher du prix de revient d'un abatage.

Rien que ce dernier point de vue doit encourager vivement les vétérinaires à se servir largement de ces procédés.

CHAPITRE III

DANS QUELS CAS PEUT-ON EMPLOYER L'ANESTHÉSIE RÉGIONALE EN MÉDECINE VÉTÉRINAIRE

I. — Diagnostic des boiteries.

Depuis de longues années, les injections d'anesthésiques sont employées en médecine vétérinaire pour le diagnostic des boiteries. Ces injections sont indispensables pour déceler certaines boiteries dont le siège n'est pas apparent extérieurement. Nous empruntons au *vade*

Étant donné un cheval boiteux, pratiquer :

Une première injection double (5 cc. pour chaque nerf) au point d'élection de la névrotomie basse :

La boiterie disparaît : son siège est le pied.

La boiterie ne disparaît pas : injection (double) au-dessus du boulet.

    La boiterie disparaît : son siège est la première phalange.

    La boiterie ne disparaît pas : Injection (double encore) au niveau du milieu du canon.

        La boiterie disparaît : son siège est la partie inférieure du canon.

        La boiterie ne disparaît pas : faire une injection 10 c.c. sur le trajet du médian en haut de l'avant-bras

            La boiterie disparaît : son siège est dans l'avant-bras.

            La boiterie ne disparaît pas. Son siège est à la région scapulaire, au bras, ou à la région supérieure de l'avant-bras (pratiquement l'épaule).

mecum du vétérinaire de Mollereau, Porcher et Nicolas le tableau ci-contre qui nous a paru présenter clarté et précision.

La solution à employer pour le diagnostic ainsi conçu est 30 centigrammes de stovaïne dans 10 centimètres cubes d'eau, ce qui fait 1 gramme 20 centigrammes si on pousse l'investigation jusqu'à l'injection au niveau du médian. Cette dose de 1 gr. 20 est tout à fait inoffensive pour le cheval lorsqu'il s'agit de stovaïne. Il n'en est pas de même si on se sert de la cocaïne.

Nous avons pratiqué ces sortes d'anesthésies de nombreuses fois, et elles nous ont permis de préciser des sièges de boiteries qui n'auraient probablement pu l'être sans cela.

II. — Opérations sur tous les animaux.

Pour le cheval et le bœuf, l'anesthésie régionale peut être employée pour toutes les interventions sur les membres et le pied : feux en pointes, névrotomies, bleimes, seimes, kéraphyllocèle, clou de rue, crapaud, etc., etc. Les observations publiées à la fin de ce volume donnent une idée exacte des avantages tirés de l'emploi de cette méthode.

III. — Traitement de certaines maladies.

Fourbure aiguë. — L'anesthésie régionale peut rendre de grands services lorsqu'il s'agit de traiter la fourbure aiguë. Il ne faut pas cependant croire que ce traitement soit capable de guérir en se substituant au traitement classique de la fourbure. Il n'en est rien ; on doit les juxtaposer. Un animal atteint de fourbure aiguë subira le traitement ordinaire : saignée, sinapisme, injection d'arécoline, lavements salés, etc., mais en même temps recevra une injection de 5 centimètres cubes d'une solution de stovaïne ainsi composée : (stovaïne, 50 centigrammes; eau, 10 centimètres cubes) sur le trajet de chaque nerf plantaire aux membres antérieurs. L'injection doit être renouvelée le lendemain ou le surlendemain, selon l'état de l'animal. On peut ainsi la faire 2 ou 3 fois pendant la durée du traitement. (Voir observations à la fin du volume.) Nous avons pu par ce moyen rétablir des animaux atteints de fourbure aiguë en quatre ou cinq jours, en évitant toujours la fourbure chronique.

IV. — Procédé mixte. Diagnostic et opération combinés.

Lorsqu'on utilise l'anesthésie régionale à la stovaïne pour faire le diagnostic d'une boiterie et que le résultat obtenu est satisfaisant, c'est-à-dire qu'on a pu préciser le siège de celle-ci, on peut profiter de l'anesthésie obtenue pour faire le traitement aussitôt.

Il nous arrive souvent de faire la névrotomie haute ou basse sur un animal qui vient d'être anesthésié pour le diagnostic d'une boiterie, sans le coucher bien entendu et sans aucun moyen de contension. On rend ainsi définitive la disparition de la boiterie.

Il nous est arrivé aussi très fréquemment de mettre des pointes de feu sur des formes, des suros, des exostoses des genoux, aussitôt après avoir pratiqué une injection de stovaïne, soit sur le trajet des nerfs plantaires, soit sur le trajet du médian. (Voir aux observations.)

CHAPITRE IV

ANESTHÉSIE LOCALE A LA STOVAÏNE

I. — Anesthésie locale sur les petits animaux : chien et chat.

De nombreuses interventions peuvent se faire avec l'anesthésie locale. La solution à employer est la suivante : stovaïne 2 grammes, eau distillée 100 grammes. Pour toutes les opérations sur l'œil ou autour de celui-ci, entropion, ectropion; les sutures cutanées, ablation de tumeurs, castrations, ablation de la queue; lorsqu'on veut nettoyer ou enlever des esquilles sur l'extrémité d'une patte écrasée, etc., etc. La stovaïne a l'avantage, comme chez le cheval, de pouvoir être employée à des doses assez élevées sans provoquer de réaction générale. A la dose de 15 centigrammes, je n'ai eu aucune réaction chez un chien de 30 kilogs.

II. — — Anesthésie locale sur les gros animaux.

En solution à 2 grammes pour 100 grammes d'eau, nous employons la stovaïne, pour la castration, l'enlèvement des tumeurs, l'ablation de l'œil, et aussi pour une maladie apparue en France depuis la guerre, pour la lymphangite épizootique. On peut injecter 80 centimètres cubes de la solution ci-dessus à un cheval nerveux et 100 centimètres cubes à un cheval de trait sans provoquer la moindre réaction générale. En ce qui concerne la lymphangite épizootique du cheval, voici ce que nous avons bien souvent pratiqué :

Tout le long du cordon lymphatique infecté, on fait une injection de la solution indiquée plus haut, environ 20 minutes avant de commencer l'opération. On incise, au bout de ce temps, la peau à la base du bourrelet d'un côté ou de l'autre de la corde. A l'aide des pinces et du bistouri, on dissèque le cordon en le détachant de la peau et des parties profondes, autant que possible sans percer les abcès qui s'y trouvent. Cette dissection se poursuit aussi loin que possible aux deux extrémités de la partie enflammée. On met ensuite un drain en caoutchouc au fond de la plaie et on pratique une suture aux épingles, ou mieux aux agrafes Michel, en laissant le caoutchouc sous la peau. L'extrémité supérieure du drain est traversée en même temps que la peau par une épingle, afin de l'empêcher de glisser. Cette façon de procéder n'a pas pour but de réaliser une suture par première intention, chose beaucoup trop difficile dans la pratique courante. L'avantage retiré de ce mode opératoire, c'est de rapprocher les lèvres de la plaie, de sorte que, lorsque les points de suture sautent (au bout de 6 à 8 jours), la plaie se trouve *en gouttière* et se referme rapidement. Nous avons vu des plaies se fermer en 15 jours; des plaies analogues mettaient 3 mois, lorsqu'on ne rapprochait pas les lèvres par une suture.

Le praticien ne doit pas reculer devant ce genre d'intervention, même lorsqu'il s'agit de cordes très longues. Nous avons opéré fréquemment des cordes de 1 m. 50 et plus avec des suites fort simples : cicatrisation en 3 semaines. (Voir aux observations.)

CHAPITRE V

CHOIX D'UN ANESTHÉSIQUE

Lorsque nous avons commencé à employer l'anesthésie régionale pour les opérations, nous nous servions de
la cocaïne. Cet anesthésique était employé à la dose de
25 centigrammes dans 5 centimètres cubes d'eau; une
injection semblable sur le trajet de chaque nerf plantaire.
Soit au total 50 centigrammes de cocaïne. En employant
la solution fraîche nous obtenions une anesthésie parfaite,
mais de nombreux animaux donnaient une réaction générale et présentaient des signes d'intoxication. (Nervosité
extrême, tremblements nerveux, sueurs profuses.) Ces
symptômes, gênants pour l'opérateur, alarmaient même
parfois le possesseur de l'animal; c'est ainsi que nous
avons été amené à chercher un autre médicament qui,
tout en nous donnant la même insensibilité, ne provoque
aucune intoxication.

Après beaucoup de tâtonnements qui ont porté tant
sur le médicament à employer que sur la quantité mini-
mum et maximum à utiliser, notre choix s'est arrêté sur
la stovaïne Billon.

Ce médicament, dont le pouvoir anesthésique est égal
à celui de la cocaïne, a l'heureux avantage de ne pas être
toxique même à une dose assez élevée; il ne provoque,
chez les injectés, aucune réaction générale. Son manie-
ment est facile, sa solubilité suffisante pour pouvoir pré-

2

parer les solutions au moment de leur emploi, sa conser-vation parfaite.

On verra au chapitre suivant la technique détaillée pour l'emploi du médicament; nous pouvons cependant dire de suite que le pouvoir anesthésique est à peu près le même que celui de la cocaïne. Nous l'employons d'ailleurs aux mêmes doses pour obtenir les mêmes résultats. Quand à la toxicité, il nous est arrivé bien souvent de constater des symptômes d'intoxication sur des chevaux ayant reçu une injection de 50 centigrammes de cocaïne, alors que jamais aucun n'a présenté de réaction générale, lorsque nous avons employé la stovaïne, même lorsque celle-ci était injectée à la dose de 2 grammes.

CHAPITRE VI

TECHNIQUE GÉNÉRALE

MATÉRIEL NÉCESSAIRE

Aiguilles et seringues. — L'instrumentation qui est en possession de tout vétérinaire est suffisante pour assurer une bonne anesthésie. On peut la réaliser fort bien avec une seringue de Pravaz de 10 cmc. Cependant la seringue entièrement en verre de 5 cm ou la seringue de 10 cmc à piston métallique sont des instruments plus faciles à stériliser et par conséquent plus propres.

L'aiguille courte et forte couramment employée pour les injections sous-cutanées chez le cheval est l'aiguille de choix. Il faut conserver avec soin les aiguilles émoussées qui remplissent les meilleures conditions dans les anesthésies du médian et du sciatique. (Voir à la technique de ces deux piqûres.)

Solution anesthésiante.

Deux solutions : La solution pour les anesthésies des troncs nerveux est une solution de stovaïne à 5 pour 100. La solution pour les injections en nappe pour l'anesthésie locale est une solution à 2 pour 100.

Pour cette dernière solution on doit ajouter *au moment de l'emploi* une goutte pour 5 centimètres cubes, d'une solution de chlorhydrate d'adrénaline au 1/1000ᵉ. Ce mélange doit être effectué au moment même de l'emploi.

Il est préférable de préparer les solutions de stovaïne au moment de leur emploi. La solution fraîche a un pouvoir anesthésique supérieur à celui des solutions préparées d'avance même conservées en ampoules.

TECHNIQUE DE L'ANESTHÉSIE DES TRONCS NERVEUX

Trois temps doivent être envisagés dans la technique de l'anesthésie d'un tronc nerveux :

1° Repérage du nerf;
2° Introduction de l'aiguille à côté du tronc nerveux;
3° Injection de la solution anesthésiante.

ANESTHÉSIE DES NERFS PLANTAIRES

La solution anesthésiante ayant été préparée (50 centigrammes de stovaïne dans 10 centimètres cubes d'eau), on l'introduit dans une seringue stérilisée.

Les poils sont coupés à la tondeuse ou aux ciseaux et la région (lieu d'élection de la névrotomie haute) est désinfectée à la teinture d'iode.

I. — Un aide (le maréchal) lève le pied de l'animal; on doit commencer par le nerf du côté interne du membre. S'il s'agit d'un membre antérieur, on le croise devant l'autre (voir fig. n° 1). L'aide tenant le membre par le canon, l'extrémité restant librement pendante, l'opérateur place ses mains sous le boulet, les deux pouces étant ramenés par-dessus, il fait rouler le faisceau vasculo-nerveux, de droite à gauche et *vice versa*, sous son pouce gauche en l'écrasant d'abord fortement et en éloignant lentement le pouce du membre afin de sentir nettement *où le faisceau s'arrête.*

II. — Ayant bien repéré l'endroit où il passe, le pouce gauche restant en face du faisceau, on prend de la main droite *l'aiguille seule*, et on l'enfonce parallèlement au faisceau vasculo-nerveux et sur son bord postérieur (V. A. N.). Le pouce gauche à ce moment repousse la peau **vers** la partie supérieure du membre formant ainsi un repli dans lequel s'engage l'aiguille.

III. — Ceci fait, l'aiguille étant enfoncée de 5 centimètres environ, on introduit le bout de la seringue dans l'aiguille et on pousse l'injection lentement en imprimant un léger mouvement de balancier à l'aiguille et en retirant progressivement celle-ci (5 cmc. de solution). Même opération pour la face externe.

Lorsque l'injection est bien faite, on a la sensation au niveau du point injecté d'un noyau d'olive qu'on aurait introduit sous la peau. Dans ce cas, la solution s'est répandue dans la gaine conjonctive du faisceau vasculo-nerveux, la piqûre est réussie et l'anesthésie est toujours parfaite.

On peut, si on le désire, faire un léger massage au point injecté pour faciliter la diffusion du liquide.

Quand commence l'opération ? — Lorsque l'injection est bien faite, l'anesthésie est obtenue en 2 à 5 minutes. Cependant il est bon d'attendre 20 à 30 minutes avant de commencer à entamer les tissus sensibles. Ce temps peut être employé à pratiquer les amincissements de la corne, nécessaires dans les opérations sur le pied.

Au bout de 30 minutes, si l'insensibilité est obtenue, on place un garrot hémostatique en caoutchouc dans le paturon et on commence l'opération. On se rend parfaitement compte de l'anesthésie en introduisant une sonde cannelée dans la plaie (clou de rue, bleime, seime, etc.) et en lui imprimant des mouvements à droite et à gauche.

Causes d'insuccès. — Si dans quelques cas, et surtout au début, l'anesthésie obtenue n'est pas parfaite, il ne faut pas incriminer la méthode d'anesthésie régionale, mais d'abord vérifier la solution anesthésiante, et ensuite s'accuser soi-même ; c'est que la piqûre n'a pas été faite correctement ou que l'opération a été commencée trop tôt après l'injection.

1° La pointe de l'aiguille aboutit dans l'épaisseur du derme. Il est facile de se rendre compte de cet accident, car l'injection est très dure à pousser ;

2° L'aiguille pénètre dans l'artère ou la veine. Accident sans aucune gravité, une goutte de sang apparaît en haut de l'aiguille : il suffit de la retirer et de recommencer à côté ;

3° L'injection est faite dans le tissu conjonctif voisin du nerf. Dans ce cas, il n'y a pas de grosseur au lieu injecté (on n'a pas la sensation du noyau d'olive sous la peau décrite plus haut). Quelquefois cependant dans ce cas, la diffusion de l'anesthésique est suffisante pour obtenir une bonne insensibilisation.

Si cette dernière n'est pas obtenue, on recommence l'opération.

Durée de l'anesthésie. — Environ 2 heures ; c'est-à-dire beaucoup plus qu'il n'en faut pour mener à bien toutes les opérations qui se pratiquent chez les animaux.

Différentes petites précautions à prendre avant ou après l'opération seront décrites à chaque cas particulier, c'est-à-dire aux observations.

ANESTHÉSIE DU MÉDIAN

Pour le médian et le sciatique, nous employons la solution de 50 centigrammes de stovaïne dans 10 centimètres cubes d'eau, pour une seule injection. Cette quantité d'eau est nécessaire pour avoir une diffusion suffisante de l'anesthésique.

I. L'anesthésie se pratique sur le cheval debout, le membre postérieur du même côté que l'antérieur à injecter étant tenu levé par un maréchal.

Le lieu d'élection de la piqûre est le même que celui de l'opération de la névrotomie du médian. Nous recommandons seulement de faire l'injection le plus haut possible, car le nerf envoie souvent des ramifications à sa partie supérieure.

La position à prendre par l'opérateur est celle indiquée par la figure n° 7. La tête franchement appuyée sur l'épaule du cheval, du côté où on désire faire l'injection, la main gauche repère le passage du nerf à l'aide de l'index et du médius.

II. — La main droite tient l'aiguille et l'enfonce perpendiculairement à la direction du nerf à la rencontre duquel elle va. Il faut enfoncer franchement de 5 à 5 centimètres de profondeur, selon la corpulence de l'animal.

Pour cette anesthésie il est nécessaire d'employer une aiguille légèrement émoussée. En effet, pour atteindre le nerf, on traverse une aponévrose qui se trouve tendue dans la position du cheval debout; une aiguille pointue passerait sans aucun à-coup. L'aiguille mousse, au contraire, repousse d'abord l'aponévrose avant de la traverser, et, lorsqu'elle la traverse, on a une sensation de résistance vaincue et un claquement spécial très perceptible donne une précieuse indication.

III. Après s'être bien assuré que l'aiguille ne se trouve pas dans une des grosses veines voisines du médian, on pousse l'injection.

On peut intervenir sur le membre une demi-heure après l'injection. Il est facile de voir si l'anesthésie est suffisante, en piquant avec une épingle, assez profondément, la peau du genou du boulet ou de la couronne.

ANESTHÉSIE DU SCIATIQUE.

Même solution que pour le médian : 50 centigrammes de stovaïne dans 10 centimètres cubes d'eau.

Le lieu d'élection de la piqûre est le même que celui de l'opération de la névrotomie du sciatique (quatre travers de doigt au-dessus de la pointe du jarret, face interne).

La position à prendre est indiquée par la figure n° 8. En ce qui concerne l'aiguille, même observation que pour l'anesthésie du médian ; il y a aussi ici une aponévrose à traverser.

Cette dernière anesthésie est plus facile à pratiquer que celle du médian. Elle donne de précieux renseignements relativement à la névrotomie du sciatique et à l'opportunité de son emploi (Voir aux observations).

OBSERVATIONS

***

OBSERVATION I.

AU SUJET DE LA VALEUR DE L'ANESTHÉSIE

La valeur de l'anesthésie et sa puissance ayant été contestées par un confrère, nous avons fait l'expérience suivante.

Un cheval devant être sacrifié pour la boucherie, nous lui avons injecté la solution de stovaïne (cinquante centigrammes pour dix centimètres cubes d'eau) 5 cm³ sur le trajet de chaque nerf plantaire. Au bout de vingt minutes, le pied fut scié dans son milieu, sans que l'animal qui n'avait pas de tord-nez ait manifesté la moindre douleur. Il continuait à manger du foin qu'on avait mis devant lui. Il fut, bien entendu, abattu avant que la sensibilité fût revenue.

***

OBSERVATION II.

FEU EN POINTES FINES ET PÉNÉTRANTES AU NIVEAU DU GENOU, SUR LE CHEVAL DEBOUT, SANS TORD-NEZ

Cheval hongre, bai, 7 ans, 1 m. 67.

Ostéite du métacarpien principal, bord supérieur.

Il s'agit d'un cheval de luxe, demi-sang nerveux, servant de cheval de coupé au Directeur d'une grande compagnie de voitures de Paris.

Un confrère nous ayant demandé de pratiquer l'anesthésie du médian sur ce cheval nous avons fait l'injection de stovaïne de 50 centigr. dans 10 cm⁵ d'eau.

Les pointes de feu sont mises sans aucune difficulté et sans que l'animal manifeste la moindre douleur. Pendant le cours de l'opération, notre confrère ayant pour prendre un point d'appui posé la main sur le dos, du cheval, celui-ci envoya une ruade qui faillit blesser un homme qui regardait.

Nous citons cet incident pour montrer que l'animal ne sentait absolument rien des pointes de feu sur le genou.

OBSERVATION III.

POINTES DE FEU AU PATURON

Jument baie, 9 ans, 1 m. 59.

Forme phalangienne antérieure droite.

On pratique l'anesthésie régionale. Stovaïne 0 gr. 50, eau 10 cm³, 5 cm³ sur le trajet de chaque nerf plantaire.

Au bout d'un quart d'heure, le pied de l'animal étant posé sur un tabouret, on applique un feu en pointes fines et pénétrantes sur tout le pourtour de la couronne (environ 150 pointes). L'animal ne manifeste aucune douleur.

OBSERVATION IV.

CLOU DE RUE COMPLET

Cheval hongre, noir, 8 ans, 1 m. 65.

Clou de rue, grave, postérieur gauche.

On pratique l'anesthésie régionale à la stovaïne comme elle est décrite plus haut.

Le maréchal tient le pied comme pour la ferrure. L'animal

n'a pas de tord-nez et mange du foin qu'on a placé devant lui..

Le clou a traversé l'aponévrose plantaire et pénétré près de l'insertion inférieure du fléchisseur de la 3e phalange. On exécute l'opération complète du clou de rue. Rugination de la 3e phalange et de l'os sésamoïde. On fait le pansement et on referre le sujet sans qu'il ait rien senti.

Dans cette opération il y a une précaution importante à prendre. Il ne faut pas faire marcher le cheval tant que sa sensibilité n'est pas revenue. En effet, comme il ne sent rien, il prend son appui franchement, et comme il ne reste que fort peu de tendon qui prend son insertion sur la crête semi-lunaire, il déchire ces fragiles attaches et compromet les suites de l'opération. Il faut le laisser attendre au lieu même de l'opération le retour de la sensibilité.

Observation V.

KÉRAPHYLLOCÈLE

Jument alezane, 11 ans 1 m. 71.

Kéraphyllocèle, postérieur droit.

On pratique l'anesthésie régionale à la stovaïne.

L'amincissement de la sole et l'opération en ce qui concerne celle-ci sont faits le pied tenu comme pour la ferrure. Pour la partie antérieure du pied, on pose celui-ci sur un tabouret et on opère avec la plus grande facilité.

Observation VI.

FOURBURE AIGUE

Jument, noir mal teint, 9 ans, 1 m. 66.

Fourbure aiguë des antérieurs.

Au moment où l'animal nous est présenté, il est debout au milieu d'un chemin et se refuse à avancer ni reculer. On avait envisagé la nécessité d'aller chercher un van pour le transporter à l'écurie.

Nous pratiquons l'anesthésie régionale à la stovaïne sur le trajet des quatre nerfs plantaires des deux membres antérieurs. Les piqûres doivent être faites le pied étant posé à terre, la jument se refusant absolument à laisser lever un pied.

Au bout de dix minutes, elle se remet en marche seule sans y avoir été sollicitée, et elle ne paraît pas souffrir en se déplaçant.

En arrivant à l'écurie : saignée 6 litres, sinapisme, le soir à 6 heures, injection d'arécoline.

La jument mange bien sa ration.

Le lendemain nous la trouvons debout. L'appui sur les antérieurs est douloureux, mais elle accepte qu'on lui lève l'un ou l'autre membre.

Nous pratiquons une anesthésie des quatre nerfs plantaires.

Nous ordonnons 500 grammes de sulfate de soude.

Le 3ᵉ jour la jument se déplace dans son box. Aucun traitement.

Le 4ᵉ jour on peut la faire trotter en terrain mou *sans aucune boiterie ni sensibilité.*

Elle est mise au pré pendant une dizaine de jours.

Remise en service 15 jours après l'accident, elle n'a jamais présenté ni sensibilité, ni boiterie, ni déformation du sabot.

OBSERVATION VII.

NÉVROTOMIE HAUTE ET SIMPLE
FORME CORONAIRE EXTERNE ANTÉRIEURE GAUCHE.

Jument baie, 8 ans, 1 m, 74.

Jument d'artillerie lourde prêtée à un cultivateur par un

hôpital vétérinaire, parce qu'elle boitait et qu'elle était en mauvais état.

Au bout de trois mois, elle est ramenée, le prêt étant à expiration. L'animal boite toujours mais est en parfait état d'embonpoint.

Nous pratiquons l'anesthésie régionale sur le nerf plantaire correspondant à la forme. Au bout de 10 minutes la boiterie est entièrement disparue. Nous pratiquons immédiatement sans tord-nez la névrotomie haute et simple sur l'animal debout.

Au bout de dix jours, la plaie est complètement cicatrisée et la jument est envoyée aux armées, guérie.

OBSERVATION VIII.

DIAGNOSTIC D'UNE BOITERIE ; FEU EN POINTES

Cheval gris pommelé, 7 *ans*, 1 *m.* 61.

Suros et forme antérieurs droits.

Cheval d'artillerie, présentant une boiterie assez accusée de l'antérieur droit.

L'animal est porteur de deux lésions qui sont susceptibles de le faire boiter ; aucune des deux n'est douloureuse à la palpation.

Nous pratiquons l'anesthésie haute et double à la stovaïne. Au bout de quinze minutes, la boiterie a disparu.

Profitant de l'anesthésie, nous appliquons un feu en pointes fines sur le paturon antérieur droit. Après ce feu, application de pommade au biiodure de mercure. L'animal ne bouge pas pendant toute l'opération. Il sort de l'hôpital guéri au bout de trois semaines.

OBSERVATION IX.

LYMPHANGITE ÉPIZOOTIQUE (OPÉRATION)

Cheval bai, 9 ans, 1 m. 64.

Lymphangite épizootique.

Cordon lymphatique ulcéré partant du garrot et se dirigeant vers la région préscapulaire (longueur 1 m. 50).

On prépare la solution de stovaïne à 2 pour 100 dans laquelle on ajoute un peu de la solution de chlorhydrate d'adrénaline :

> Stovaïne. . . . .   2 grammes.
> Eau distillée.   100   —
> Solution de chlorhydrate d'adré-
>   naline au 1/000e. . . . . . .   XV gouttes.

On injecte tout le long de la corde lymphatique et des deux côtés, en inclinant toujours l'aiguille du côté de la corde et tâchant d'atteindre sous celle-ci. Au bout de trente minutes, l'opération est commencée.

Elle dure une heure un quart et se termine comme elle a été décrite plus haut par une suture à épingles. Le cheval a légèrement senti à certains moments, mais combien est différente cette légère sensibilité de la terrible douleur que nous avons constatée chez des animaux qui subissaient la même opération sans anesthésie. Ceux-ci, trempés de sueur, se débattaient désespérément sous le bistouri de l'opérateur; l'absence d'hémostase faisait baigner la région opérée dans un coagulum sanguinolent; l'animal se relevait épuisé.

Le cheval opéré ci-dessus a son drain enlevé le huitième jour. Quelques places sont cicatrisées par première intention.

Les plaies restantes sont toutes cicatrisées trois semaines après l'opération et on peut atteler l'animal, quoique la cicatrice se trouve en partie sous le collier.

Observation X.

NÉVROTOMIE DU SCIATIQUE

Cheval gris pommelé, 10 *ans*, 1 *m*. 59.

Ce cheval boite depuis six mois lorsqu'on nous le présente ; il a eu successivement des applications de pointes de feu au paturon, au boulet, au jarret et même à la hanche!!!! Il a été vu et opéré par de nombreux confrères.

Nous pratiquons sur lui une anesthésie du nerf sciatique. Au bout de quinze minutes, il ne boite plus du tout. Nous conseillons une névrotomie du sciatique qui est pratiquée quelques jours après.

Quinze jours après l'opération, l'animal reprend son service ; c'était un cheval de cabriolet servant à un placier en spiritueux. Il fait encore quatre ans de service et est pris en août 1914 pour l'armée par une commission de réquisition.

Si les confrères qui avaient examiné et traité l'animal avant nous avaient usé des procédés d'anesthésie, ils auraient obtenu des résultats analogues ; l'animal étant redevenu très utilisable dès son opération. On aurait certainement évité la grossière erreur qui avait consisté à mettre des pointes de feu sur la hanche.

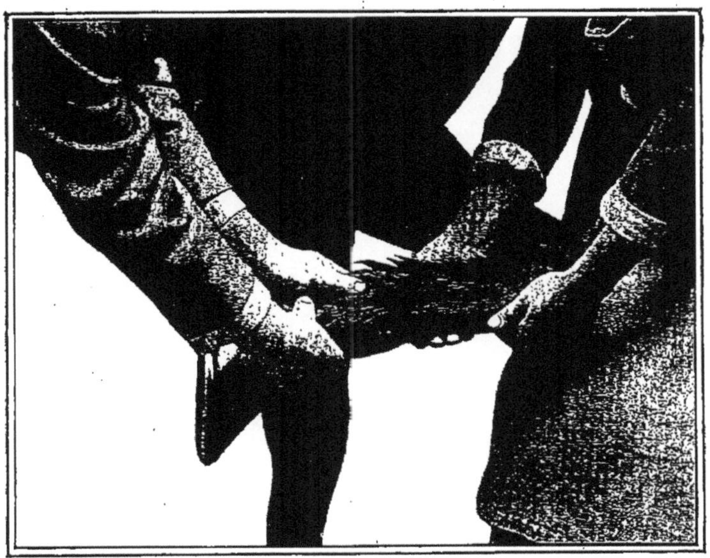

1. Repérage du faisceau vasculo-nerveux. Face interne.

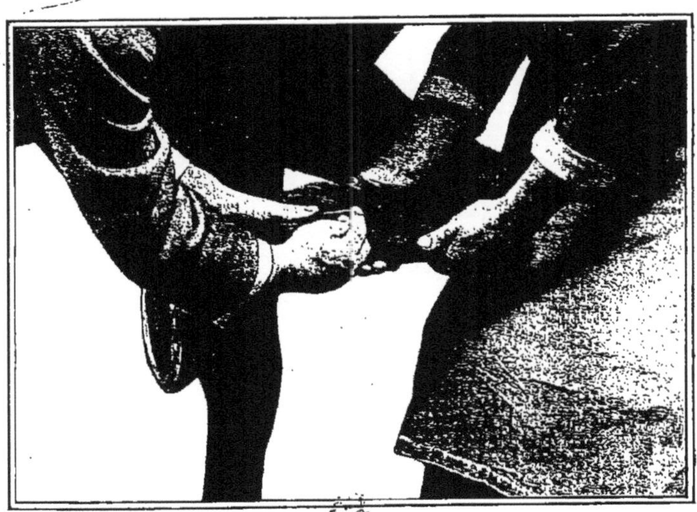

2. Introduction de l'aiguille.

Membre antérieur.

(Position des mains de l'opérateur et de l'aide.)

Masson et Cie, Éditeurs.

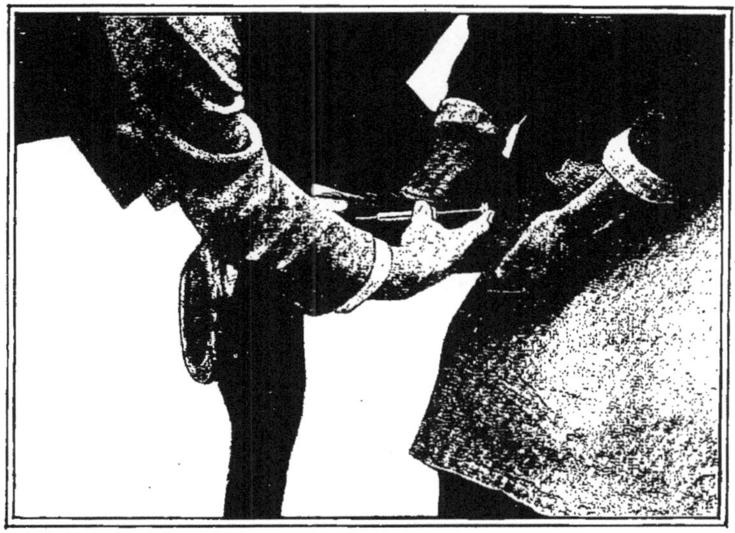

3. Injection de la solution de stovaïne.

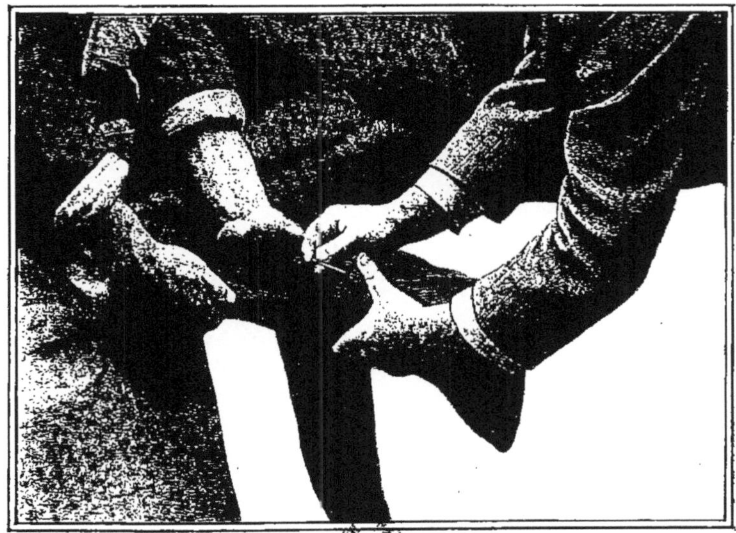

4. Introduction de l'aiguille (face externe).

Membre antérieur.

(Position des mains de l'opérateur et de l'aide.)

Masson et Cⁱᵉ, Éditeurs.

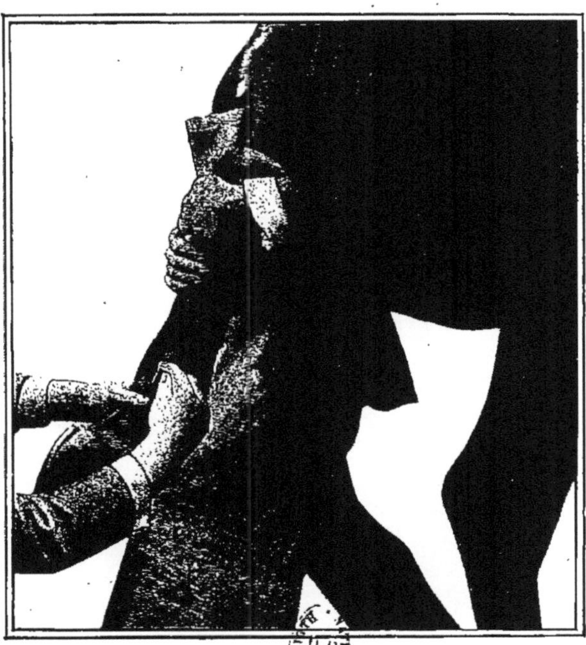

5. Piqûre membre postérieur (face interne).

(Position de l'opérateur et de l'aide.)

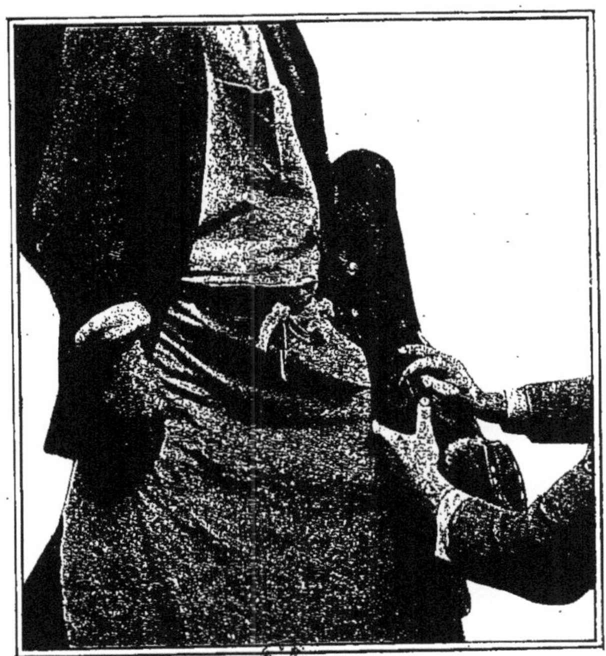

6. Piqûre membre postérieur (face externe).

(*Position de l'opérateur et de l'aide.*)

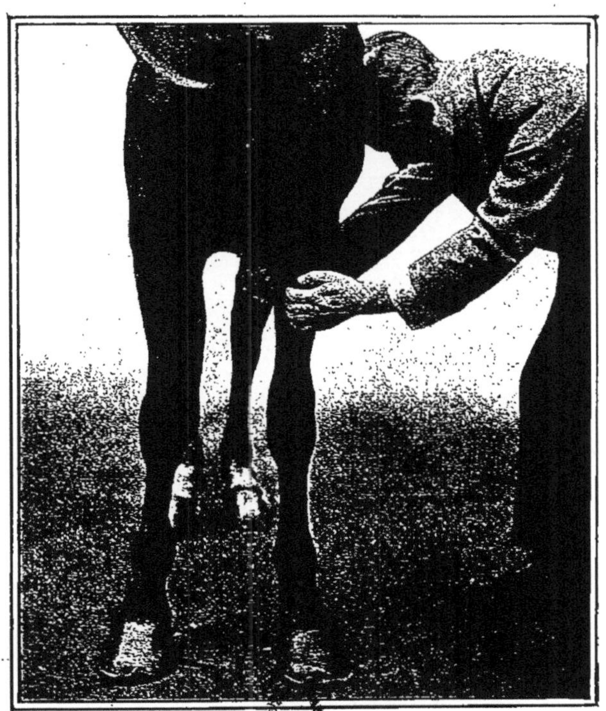

7. Piqûre au niveau du médian.

(Position de l'opérateur.)

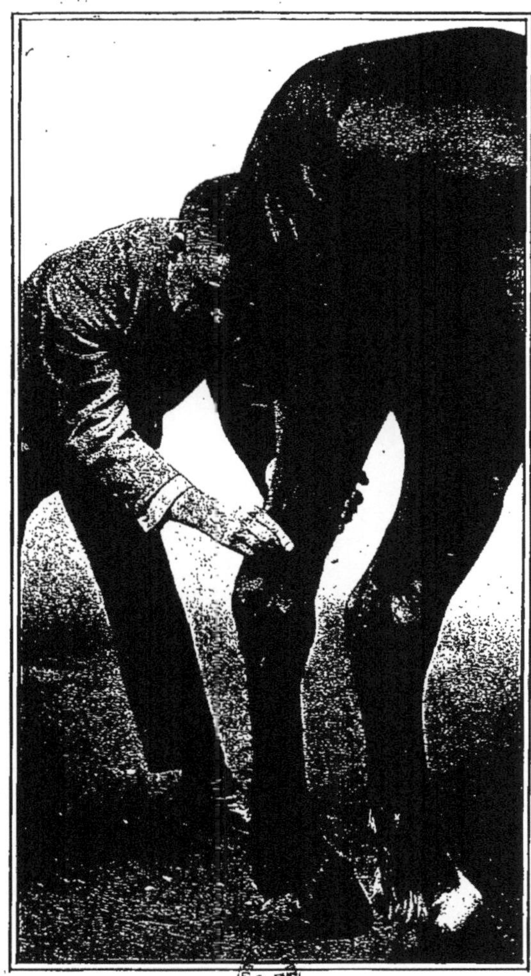

8. Piqûre au niveau du sciatique.

(Position de l'opérateur.)

Masson et Cᵉ, Éditeurs